LA

FIÈVRE TYPHOÏDE

DANS L'ARMÉE DE LYON

PAR LE

Docteur Émile CHAMBAUD,

DU SERVICE DE SANTÉ MILITAIRE

ANCIEN EXTERNE DES HÔPITAUX DE LYON

LYON

ASSOCIATION TYPOGRAPHIQUE

F. PLAN, RUE DE LA BARRE, 12.

—

1889

LA FIÈVRE TYPHOÏDE

DANS L'ARMÉE DE LYON

INTRODUCTION

Nous étant destiné au service de notre chère armée, nous avons tenu à lui consacrer ce premier travail, qui doit couronner nos études médicales.

Dans ce but, ayant fait part à M. le professeur agrégé Vinay, médecin de l'Hôtel-Dieu, de notre désir de traiter un sujet d'hygiène ou d'épidémiologie militaire, il nous a donné l'idée première de notre travail ; c'est grâce à lui que nous avons pu le mener à bonne fin. Que cet excellent maître accepte ici l'expression de notre vive gratitude, tant pour les conseils éclairés qu'il nous a prodigués pendant la rédaction de notre mémoire, que pour l'intérêt qu'il n'a cessé de nous manifester pendant la dernière année de nos études.

Merci à M. le professeur Renaut, qui nous a fait l'honneur d'accepter la présidence de notre thèse.

Nous avons trouvé un accueil sympathique auprès

de nos chefs, MM. les médecins militaires de Lyon. M. le médecin principal Viry, sous-directeur à l'École du service de santé militaire, a mis à notre disposition tous les documents que possède l'hôpital d'instruction Desgenettes. M. Annequin, médecin-major de 1re classe à l'hôpital Villemanzy, attaché depuis longtemps à la garnison de Lyon, a de ce fait pu nous donner de très utiles renseignements. Enfin, M. Bruant, médecin-major à la direction du service de santé, nous a communiqué quelques statistiques.

Nos bons amis et camarades d'études. MM. Croizat, Guérin, Nicolas et Morard, ont allégé singulièrement notre tâche en nous aidant à compulser les registres de l'Hôtel-Dieu pour notre statistique civile. Nous les en remercions sincèrement.

C'est grâce à tout ce concours de maîtres bienveillants et d'amis dévoués que nous avons pu entreprendre notre travail sur *la fièvre typhoïde dans l'armée de Lyon*. Il comprendra six chapitres :

I. Morbidité et mortalité par la fièvre typhoïde dans l'armée de Lyon.

II. Morbidité et mortalité dans la population civile, comparativement avec la morbidité et la mortalité dans l'armée.

III. Configuration du sous-sol lyonnais.

IV. Données étiologiques sur la fièvre typhoïde à Lyon.

V. Prophylaxie de la fièvre typhoïde dans la garnison. — Moyens employés ou à employer.

VI. Conclusions.

CHAPITRE PREMIER

Morbidité et mortalité par la fièvre typhoïde dans l'armée de Lyon (1872-1888).

On sait quel est le rôle de la dothiénentérie dans la morbidité et la mortalité du soldat en France. A Lyon, comme dans le reste de l'armée, elle constitue invariablement la principale cause de décès par maladie aiguë ; en temps normal, elle compte pour 1/3 dans la mortalité totale de l'armée. Nous verrons plus tard que, dans ces dernières années, ceci tend à n'être plus vrai, pour Lyon du moins.

Afin d'avoir un terme de comparaison, nous disons dès maintenant que, en moyenne, pour l'ensemble de l'armée, la fièvre typhoïde occasionne annuellement l'entrée aux hôpitaux de 10 hommes sur 1,000 présents, c'est-à-dire du centième de l'effectif total. C'est là un point de repère dont il ne faut s'exagérer ni la fixité, ni l'importance absolue ; car cette proportion ne constitue qu'une moyenne qui, chaque année, est de beaucoup inférieure ou supérieure aux mouvements d'entrée aux hôpitaux des diverses garnisons, suivant que ces garnisons ont été plus ou moins atteintes ou ménagées par le fléau. La mortalité — nous faisons ici la même remarque — serait de 2 à 2,5 pour 1,000 hommes présents, c'est-à-dire de 20 à 25 °/₀.

Dans notre ville, où l'armée envoie en moyenne 240 fièvres typhoïdes à l'hôpital militaire, la morbidité est excessivement élevée, puisqu'elle atteint 20 hommes sur 1,000 présents, c'est-à-dire le cinquantième de l'effectif total. En revanche, elle paraît y perdre en gravité ce qu'elle y tient en fréquence, et la mortalité serait seulement de 3,08 sur 1,000 présents, c'est-à-dire, par rapport à la morbidité, de 15,4 °/₀.

Nous allons étudier successivement, et en détail, ces deux facteurs. L'étude de la morbidité nous indiquera la tendance plus ou moins grande de la maladie à se généraliser, le degré de diffusion des causes typhogènes ; c'est le complément de l'étude de la mortalité qui, elle, nous en révèlera l'intensité.

Tableau de répartition des entrants par mois.

	JANVIER	FÉVRIER	MARS	AVRIL	MAI	JUIN	JUILLET	AOUT	SEPTEMBRE	OCTOBRE	NOVEMBRE	DÉCEMBRE	TOTAL
1872	9	8	6	5	3	12	13	15	31	39	17	9	167
1873	12	7	9	3	»	7	23	98	32	8	3	11	213
1874	1	3	6	71	293	137	109	87	62	64	53	48	934
1875	11	4	5	11	2	4	20	27	137	62	59	27	369
1876	10	4	3	7	5	15	5	54	67	24	16	3	213
1877	2	1	2	1	6	77	43	71	112	25	9	8	357
1878	3	1	3	3	3	1	8	69	78	30	6	4	209
1879	»	1	»	»	»	»	2	10	19	14	5	1	52
1880	3	10	6	10	6	1	13	93	132	49	20	11	354
1881	6	5	8	11	10	3	58	125	90	32	7	1	356
1882	1	4	2	1	18	3	9	23	27	14	3	10	115
1883	12	7	8	8	6	1	15	43	98	15	6	2	221
1884	17	7	4	6	5	4	10	17	43	18	2	1	134
1885	»	3	3	»	4	2	22	54	32	9	1	»	130
1886	7	2	8	3	2	1	21	14	21	26	11	2	118
1887	5	1	»	»	»	»	5	21	31	7	1	1	72
1888	»	1	»	»	4	3	3	25	20	3	3	6	68
	99	69	73	140	367	271	379	846	1.032	439	222	145	4.082

§ I. — *Morbidité.*

Depuis 1872, 4,082 militaires sont entrés à l'hôpital militaire de la Charité (Desgenettes), atteints de
fièvre typhoïde. Le tableau que nous publions sur la
répartition par mois de la dothiénentérie nous montre
que c'est en septembre et août que le poison typhique
se manifeste avec le plus d'intensité. Dans la population civile,. conformément aux statistiques publiées
par M. le professeur Teissier, rapporteur de la Commission des maladies régnantes à la Société nationale

de médecine de Lyon, ce maximum d'intensité serait en juin ét juillet, pour la période de 1881 à 1886.

La répartition saisonnière des épidémies correspond à leur mode étiologique. Les épidémies, dont l'encombrement par exemple favorise le développement, appartiennent surtout à la saison froide et l'on en comprend la raison : c'est l'époque où la ventilation des casernes est réduite à son minimum par le soin que prennent les hommes de fermer aussi étroitement qu'ils le peuvent portes et fenêtres, et par le séjour plus prolongé des soldats dans les chambrées. Mais ces faits-là sont relativement très rares. Nous pouvons citer : épidémie de la caserne de la Nouvelle-France, hiver 1879 (MM. Cadot et Huguenard); épidémie hibernale de Valenciennes, 1877 (M. Chartier); de Vannes, janvier 1878 (M. Thomas) ; de Guingamp, 1877-78 (M. Broussais) ; de l'École militaire, hiver 1879 (M. Mulot). Dans la garnison, nous n'avons pas trouvé d'exemple de cette recrudescence épidémique hibernale. Chaque année, par contre, apparaît l'épidémie dite estivale, épidémie dont les agents sont : égouts, latrines, remuement de terres chargées de matières organiques.....

L'époque et la durée de cette recrudescence annuelle sont assez variables. Tantôt c'est à la fin du printemps, tantôt au commencement de l'automne, le plus souvent au gros de l'été, en août, septembre. C'est l'apparition plus ou moins hâtive des fortes chaleurs, ce sont les oscillations de la nappe d'eau souterraine qui règle le moment d'apparition du fléau. Nous aurons à revenir là-dessus.

Quelquefois, dans les deux derniers mois de l'année, on observe une légère recrudescence de l'endémo-épidémie, surtout à l'arrivée de la classe. Les jeunes soldats payent ordinairement ce tribut au changement de milieu, à l'agglomération, au confinement dans la caserne. Depuis quelques années, ce fait s'observe moins, grâce aux mesures d'assainissement et de désinfection des locaux qui, pratiquées sur une large échelle, ont réduit à leur minimum les sources de l'intoxication typhoïde. D'ailleurs, si les jeunes soldats ne payent plus ce tribut hâtif à la maladie, ils n'en sont pas moins les principales victimes lors de l'épidémie estivale annuelle.

Les diverses armes ont-elles une prédisposition particulière aux atteintes de la fièvre typhoïde? Nous ne le croyons pas. Le travail du fantassin, du cavalier, de l'artilleur n'a pas d'influences physiques diverses. Et cependant la cavalerie, le 14ᵉ escadron du train des équipages semblent fournir proportionnellement un nombre très élevé de malades. Ce n'est pas dans les fonctions, mais bien dans les locaux occupés par les divers régiments, dans les eaux de l'alimentation, qu'il faut rechercher la cause de l'élévation du taux de la morbidité.

Aussi, la répartition de la fièvre typhoïde dans les différents casernements de la garnison doit-elle être pour nous du plus grand intérêt. A Lyon, le centre de développement est la caserne de la Part-Dieu, située sur la rive gauche du Rhône, à 1,000 mètres environ des rives du fleuve, dans cette partie de la Guillotière qui est attenante aux Brotteaux.

Son étendue est de 16 hectares. Elle comprend huit grands pavillons principaux placés autour d'une vaste et belle cour plantée d'arbres. Ces bâtiments se trou· vent circonscrits sur les faces est, nord et sud par d'autres pavillons moins vastes et plus bas. Des cours, d'une largeur de 12 à 18 mètres, les séparent les uns des autres.

Là se trouvent réunies toutes les conditions qui pré- sident au développement des épidémies : agglomération dans un même local d'un grand nombre d'hommes et d'animaux, saturation du sous-sol éminemment perméable par des détritus de toutes sortes répandus à la surface, humectation intermittente de ces détritus par la nappe d'eau souterraine qui, en communication avec les eaux du Rhône, participe à ses oscillations.

Toute la cavalerie, une partie de l'artillerie, l'escadron du train des équipages, formant un effectif moyen de 4,000 hommes et autant de chevaux, occupent la vaste caserne de la Part-Dieu. L'effectif total de la garnison dont nous nous occupons est à peu près de 12,000 hommes, la Part-Dieu n'en constitue par conséquent que le tiers environ, et cependant elle fournit à la fièvre typhoïde plus de la moitié, environ les 3/5 des cas. C'est donc qu'il existe dans ce casernement des conditions particulières d'insalubrité.

Le fort Lamothe est, après la Part-Dieu, la caserne qui fournit le plus de thyphiques. Et même durant ces dernières années, où les mesures prophylactiques ont été sévèrement prises à la Part-Dieu, c'est le fort Lamothe qui occupe le premier rang dans la morbidité par fièvre typhoïde. Ces deux casernes ne sont d'ailleurs pas très éloignées l'une de l'autre et offrent à peu près les mêmes conditions favorables à l'infection. Le fort Lamothe est occupé par deux régiments de ligne, environ 2,500 hommes, l'encombrement, l'eau impure des puits et le voisinage dès fossés, qui sont à l'état de mares chargées de détritus organiques, sont considérés comme les agents principaux de la maladie. Un fait qui frappe, au fort Lamothe, c'est qu'un régiment a toujours été plus éprouvé que l'autre. Voici comment les médecins nous ont expliqué ce phénomène. — Le casernement est divisé en deux parties situées sur des plans inégalement élevés, l'inférieur a une différence de niveau assez considérable pour permettre aux détritus de l'étage supérieur de s'infiltrer dans son sous-sol et de constituer ainsi dans cette partie une cause d'insalubrité qui n'a pas d'influence sur l'état sanitaire du régiment voisin. En 1888 le fort Lamothe a fourni à lui seul 45 dothiénentéries sur 68 cas seulement observés dans la garnison entière.

La caserne de Serin, avantageusement placée sur les bords de la Saône, offre aussi chaque année un bon contingent à la maladie, c'est que si la façade jouit d'une lumière et d'une ventilation irréprochables, le derrière du bâtiment est adossé au rocher de la Croix-Rousse, et par conséquent humide et mal aéré.

Si tous les petits casernements situés sur la rive gauche du Rhône, territoire des Brotteaux et de la Guillotière, fournissent à la fièvre typhoïde un nombre de cas assez élevé, relativement au personnel militaire qui les occupe, c'est que les causes d'infection, moins l'agglomération, sont les mêmes qu'à la Part Dieu et expliquent cette morbidité : je veux parler ici des forts de la Vitriolerie, du fort Colombier, du fort des Brot-teaux.....

Dans les casernements de Bisuel, Perrache-2, Bon-Pasteur, Saint-Laurent, situés au centre de la ville, la morbidité y est proportionnelle à la mor-bidité civile et en suit les oscillations. Toutefois depuis l'abandon de l'eau des puits, l'usage de l'eau de la Compagnie, depuis les applications rigoureuses des mesures d'hygiène strictement mises en pratique, le nombre de typhiques y est devenu très restreint.

Les hommes qui sont le plus épargnés sont ceux qui habitent les casernes situées sur les collines de la rive droite de la Saône ; les conditions hygiéniques y sont particulièrement bonnes. Néanmoins, dans ces dernières années, le fort de Sainte-Foy, le fort Saint-Irénée surtout, fournissaient un certain nombre de malades.

Le camp de la Valbonne, situé à quelques lieues de Lyon, fait également partie de la garnison de Lyon. Il envoie ses malades à l'hôpital militaire de la Cha-rité, et à ce titre, entre dans nos statistiques et doit nous arrêter. Il est occupé, à tour de rôle, par les troupes de Lyon qui vont y accomplir des exercices de tir. On y a observé toujours quelques cas dissémi-nés de fièvre typhoïde, dont la cause devait souvent remonter au séjour du soldat dans les casernes de la ville, mais jamais il n'y a eu d'endémo-épidémie proprement dite. L'épidémie qu'on y a observée en

1880, et qui a fourni à l'hôpital de la Charité la grande majorité du contingent hospitalier, était due à l'arrivée au camp d'une division de cavalerie. Elle comprenait des militaires fournis par la caserne de la Part-Dieu et par les garnisons de Valence et de Chambéry. Les troupes venues de Chambéry étaient absolument indemnes, mais il est incontestable que l'épidémie sévissait antérieurement à Lyon et à Valence, qu'elle a été transportée toute formée à la Valbonne et qu'elle s'y est reconstituée en foyer secondaire.

Le tableau que nous publions nous donne la répartition de la morbidité par dothiénentérie dans les casernes les plus affectées de la garnison de Lyon. Il est dû à l'obligeance de M. le médecin-major Bruant, attaché à la direction du service de santé. Il porte seulement sur les cinq dernières années.

Morbidité par la fièvre typhoïde dans quelques casernements.

	Part-Dieu	Fort-Lamothe	Serin	Sainte-Foy	Bon-Pasteur
1884. . .	45	31	8	6	3
1885. . .	39	27	11	5	2
1886. . .	52	29	7	7	1
1887. . .	27	14	15	3	2
1888. . .	13	45	5	2	1

Les chiffres que je viens de donner dans ce tableau présentent une morbidité minime, et nous avons déjà observé dans le tableau de répartition générale de la morbidité, que les cas de fièvre thyphoïde deviennent chaque année de moins en moins nombreux depuis

1880-1881. En 1874, une terrible épidémie avait atteint 934 soldats; l'année 1879 fut une année exceptionnelle avec 52 cas seulement. En 1880, 354 cas, en 1881, 356, en 1882, 115, puis 221 en 1883, puis toujours en diminuant, 134, 130, 118, 72 en 1887 et enfin 68 cas et 2 décès en 1888. C'est, il nous semble, le minimum que l'on puisse atteindre chez 12,000 soldats, tous dans des conditions de réceptivité excellente, en contact avec un immense et terrible foyer endémique. La morbidité est donc tombée à 5,6 pour 1,000 hommes présents, c'est-à-dire au quart de la moyenne de 17 années.

§ II. — *Mortalité.*

Il est une erreur très répandue parmi les médecins, c'est que le taux de la mortalité par fièvre typhoïde dans l'armée française est excessivement élevé et oscille de 35 à 45 %. Cette assertion, que nous avons rencontrée plusieurs fois, a soulevé une vive et légitime émotion parmi les médecins militaires, et aussitôt une série de statistiques locales ont été publiées, corrigeant l'erreur et donnant des moyennes de 12 à 15 %.

Nous avons pensé qu'il ne serait pas sans intérêt de faire connaître le taux de la mortalité à l'hôpital militaire de la Charité.

Années	Nombre de fièvres typhoïdes	Décès	Mortalité
1872	167	22	13,1 %
1873	213	40	18,7 »
1874	934	103	11 »
1875	369	54	14,6 »
1876	213	42	19,7 »
1877	357	76	21,2 »
1878	209	40	19,1 »
1879	52	8	15,3 »
1880	354	61	17,2 »
1881	356	57	16 »
1882	115	19	16,5 »
1883	221	31	14 »
1884	134	21	15,6 »
1885	130	23	17,6 »
1886	118	17	14,3 »
1887	72	14	19,4 »
1888	68	2	2,9 »
Totaux . . .	4,082	630	Moyenne = 15,4 %

Notre statistique porte sur dix-sept années ayant donné 4,082 entrées et 630 décès par fièvre typhoïde. Cela nous donne donc une moyenne de 15,4 décès pour 100, moyenne supérieure à celle publiée par M. Teissier, dans ses stastistiques sur les maladies infectieuses, qui est de 14 % seulement, et à celle établie par M. Lannois, dans le but de combattre une grosse erreur lancée par M. Glénard. « Pendant la période de douze années, qui s'étend de 1871 à 1882, dit M. Lannois, la statistique militaire de Lyon démontre que la mortalité a oscillé entre 13 et 14 %. »

Les chiffres que nous publions sont de la plus stricte exactitude, les ayant nous-même recueillis avec le plus grand soin sur les registres de l'hôpital militaire de la Charité. Il n'en existe cependant pas moins quelques causes d'erreur que nous n'avons pu éviter, et qui contribuent à élever le taux de la mortalité.

Ces causes d'erreur proviennent :

1° Des malades qui, entrés pour une cause quelconque, contractent la fièvre typhoïde dans les salles ; ils ne sont pas portés sur la liste de morbidité, et en cas de décès, par suite de cette dernière affection intercurrente, c'est à la colonne de la fièvre typhoïde qu'ils sont inscrits.

2° Des évacuations de malades qui ont été faites sur l'hôpital militaire de la Charité par d'autres hôpitaux. Dans la statistique de la morbidité, nous n'avons pas tenu compte des dothiénentéries venues du dehors, et les décès qui ont porté sur ces cas extérieurs figurent sur notre mortalité.

Ainsi, en juillet 1885, il a été évacué sur l'hôpital Desgenettes 40 fièvres typhoïdes et 40 fièvres continues provenant du camp du Pas-des-Lanciers. Nous n'avons pas tenu compte de ces cas, et cependant les décès (car il a dû y avoir parmi eux quelques décès) ont contribué à élever le taux de notre mortalité. Les petits hôpitaux de Valence, Vienne, Bourgoin, Chambéry, ont aussi certaines années évacué des malades sur la Charité, et tous les décès qui ont porté sur ces cas ont été préjudiciables à notre statistique.

Ce chiffre de 15,4 %, que nous avons donné, doit

donc de ce fait descendre au moins à 14 °/₀, et nous serons alors d'accord avec MM. Teissier et Lannois.

. Notre statistique serait autrement belle, si nous comptions dans la morbidité par dothiénentérie tous les cas de fièvre continue. Disons ici, cependant, que nous admettons, comme parfaitement exacte, l'assertion de M. le médecin inspecteur Colin, considérant la fièvre continue comme étant une forme simple, non compliquée ou même atténuée, de la fièvre typhoïde.

Au corps de troupe, soit qu'il ne veuille pas effrayer le malade en lui apprenant qu'il est atteint d'une maladie justement redoutée, le médecin signe un billet d'entrée à l'hôpital portant *fièvre continue*. A l'hôpital, ce même diagnostic est inscrit sur le registre d'entrée, et dans un grand nombre de cas il ne sera pas modifié ultérieurement au moment de la sortie; tandis que si le malade vient à mourir, on reportera invariablement son décès à la colonne de la fièvre typhoïde. On peut considérer cette manière de faire comme regrettable; on pourrait néanmoins en tenir compte, et il serait absolument légitime d'additionner les fièvres continues aux fièvres typhoïdes. Nous avons pensé toutefois que, tenir compte de tous ces détails, aurait pu nous entraîner dans des erreurs autrement considérables, et nous les avons éliminés systéma-tiquement d'emblée.

Enfin, un fait qu'il faut encore signaler, c'est la tendance qu'ont depuis quelques années les méde-cins de régiment de soigner eux-mêmes leurs malades à l'infirmerie. On peut mettre en fait que, parmi ces malades, il s'en trouve toujours quelques-uns atteints de fièvre typhoïde. Il va sans dire que ces malades ont le diagnostic d'embarras gastrique, car le commandement ne tolérerait pas la présence de fièvre typhoïde à l'infirmerie. Ce sont encore des cas qui échappent à nos investigations.

Tableau de répartition des décès par la fièvre typhoïde.

	JANVIER	FÉVRIER	MARS	AVRIL	MAI	JUIN	JUILLET	AOUT	SEPTEMBRE	OCTOBRE	NOVEMBRE	DÉCEMBRE	TOTAL	POURCEN-TAGE
1872	0	1	0	1	0	0	3	2	8	4	0	3	22	13.4
1873	1	0	0	0	0	0	1	13	15	7	3	0	40	18.7
1874	1	0	0	4	42	4	4	6	13	20	4	5	103	11.0
1875	3	4	4	2	0	1	1	4	18	7	3	7	54	14.6
1876	1	0	2	3	3	2	0	7	15	7	2	0	42	19.7
1877	1	0	0	1	0	15	9	15	25	6	2	2	76	21.2
1878	1	0	3	2	0	0	1	3	15	11	2	2	40	19.1
1879	0	1	0	0	0	0	1	0	5	1	0	0	8	15 3
1880	3	1	2	4	2	0	5	10	16	12	4	2	61	17.2
1881	3	1	1	1	3	2	6	19	15	1	4	1	57	16.0
1882	0	3	0	0	0	1	1	4	3	3	1	3	19	16.5
1883	3	2	2	1	0	2	0	9	9	3	0	0	31	14.0
1884	4	3	1	0	2	1	2	2	2	2	2	0	21	15.6
1885	0	1	0	0	0	0	2	10	6	3	1	0	23	17.6
1886	1	1	2	0	0	0	1	2	5	2	2	1	17	14 3
1887	0	0	0	1	0	1	0	4	5	3	0	0	14	19.4
1888	1	0	0	1	0	0	0	0	0	0	0	0	2	2.9
TOTAL..	23	19	17	21	52	29	37	110	175	92	30	26	630	15.4
Pour cent	23.2	27.5	23.3	15	44.4	40.7	9.7	13	46.8	20.9	43.5	47.9		

Le tableau que nous publions nous permet de vérifier en partie les observations de M. le professeur J. Arnould, de Lille, sur la bénignité de la fièvre typhoïde dans les épidémies et, par contre, de la

gravité singulière des cas sporadiques. Il est difficile
d'en donner l'explication. M. J. Arnould, autrefois,
a supposé que des germes, dans un état de grande
activité de développement, rencontraient un groupe
d'individus peu réceptifs ou très résistants, ce qui
revient au même. Dans ce groupe, s'il se trouve un
homme qui n'ait pas la résistance des autres, celui-là
supporte tout le poids de la virulence des organismes
pathogènes et succombe. — Mais il serait extraordi-
naire que l'individu réceptif fût unique et qu'il n'y ait
pas autour de lui quelques compagnons de caserne,
réceptifs aussi, au moins à des degrés un peu infé-
rieurs, lesquels traduiraient de même, sous des
formes atténuées, la grande activité des agents pathogènes, s'ils étaient présents et généralisés dans un
milieu d'usage commun. Supposons les bacilles typhiques répandus dans l'eau de boisson à l'état de
grande virulence ; il est impossible qu'à côté de l'individu très réceptif et rudement frappé, il n'y ait pas
un assez bon nombre d'autres patients ayant bu la
même eau mais moins disposés à subir l'infection,
qui présenteront des cas de fièvre typhoïde atténués,
des fièvres gastriques au moins. Or, cet accompagne-
ment des cas atténués a été rarement reconnu, quoi-
qu'on l'ait souvent recherché, dans la pensée qu'un
groupe d'affections typhoïdes, même ébauchées,
pourrait être l'annonce d'une épidémie véritable, à
laquelle il conviendrait de couper court dès le début.
Quand on a trouvé des embarras gastriques autour
du cas typhoïde légitime, ils étaient d'ordinaire peu
nombreux. Finalement, on a vu maintes fois un cas

absolument isolé sur plusieurs mois, dans un casernement, et le cas était mortel.

Que faut-il en conclure, sinon que l'origine de
cette fièvre typhoïde est absolument locale, que l'infection est restée personnelle ou à peu près.

Deux cas sont donc en présence : d'un côté l'eau
de boisson est remplie de bacilles typhogènes : quelques-uns doués d'une résistance exceptionnelle n'en
éprouvent rien ou presque rien ; d'autres, affligés
d'une aptitude morbide, malheureusement entière,
sont frappés mortellement ; entre les deux catégories,
un groupe intermédiaire renfermerait les individus
nombreux qui ne seraient que malades à des degrés
divers. D'un autre côté, il y a un point du sol, une
chambre de caserne, un coin de chambre même qui
renferme des germes typhogènes, peut-être apportés
par les habitants eux-mêmes ; cette chambre, ce coin,
subissent des influences néfastes qui ne s'étendent
pas au delà ; quoi d'étonnant à ce que l'on ne ren-
contre, dans cet espace limité, qu'un individu entière-
ment sans défense, avec de rares compagnons incomplètement couverts, ou même tout à fait seul.

Nous n'avons pas l'intention d'insister davantage
et d'opter pour telle ou telle explication qui nous
paraîtra la meilleure. Nous voulons simplement
constater les faits et les mettre en lumière ; c'est-à-
dire la bénignité dans les épidémies et la gravité des
cas isolés. En 1874, l'épidémie frappa 934 militaires
de la garnison, chiffre qui a dépassé de plus de moitié
celui de toutes les autres épidémies que nous avons
enregistrées. Eh bien, nous observons, à l'appui des

idées de M. J. Arnould, que c'est précisément l'année où la mortalité est la moindre. Je fais abstraction de l'année 1888, qui a été une année exceptionnelle et particulièrement heureuse.

Les cas sporadiques que l'on observe en janvier, février, mars, avril, sont ceux qui donnent la plus forte mortalité :

$$
\begin{array}{ll}
\text{Janvier} \dots\dots\dots\dots & 23,2\ ^o/_o. \\
\text{Février} \dots\dots\dots\dots & 27,5\ ^o/_o. \\
\text{Mars} \dots\dots\dots\dots & 23,3\ ^o/_o. \\
\text{Avril} \dots\dots\dots\dots & 15\ ^o/_o.
\end{array}
$$

Les mois de juin et juillet sont les deux mois pendant lesquels la mortalité est réduite à son minimum, c'est qu'ils font partie de la recrudescence épidémique annuelle, période pendant laquelle le nombre des décès est en effet relativement moindre. Et c'est une observation qui a été relevée par beaucoup de médecins, que les endémo-épidémies perdent en gravité ce qu'elles gagnent en extension. — Nous avons vu en effet que les premiers mois de l'année, où la fièvre typhoïde ne se manifeste qu'à l'état sporadique, la mortalité est bien plus considérable.

CHAPITRE II

Morbidité et mortalité dans la population civile de Lyon, comparativement avec la morbidité et la mortalité dans l'armée.

Dans la population civile, comme dans l'armée, la dothiénentérie occupe, sans conteste, le premier rang parmi les causes de mortalité imputables aux maladies infectieuses, puisqu'elle occasionne chaque année, à Lyon, 4,7 décès pour 10,000 habitants. C'est du moins le chiffre qui ressort de l'examen de cinq années, enregistré par M. le professeur Teissier :

Pour 1881 . . . . 356 décès.
— 1882 . . . . 171 —
— 1883 . . . . 149 —
— 1884 . . . . 152 —
— 1885 . . . . 165 —

Il ne nous a pas été possible de nous procurer les chiffres de morbidité et de mortalité par fièvre typhoïde pour toute l'agglomération lyonnaise. Nous nous sommes limité aux statistiques recueillies sur les registres de l'Hôtel-Dieu. Il est certain que les diagnostics enregistrés par un personnel non médical ne sont pas de la plus stricte exactitude ; mais il ne faut pas être pessimiste et il faut supposer que les erreurs, qui existent certainement, ne sont pas trop nombreuses et se compensent les unes les autres. Une partie de notre statistique civile, de 1872 à 1880, nous a été offerte gracieusement par M. le Dr Drivon, médecin des hôpitaux.

Le tableau que nous publions comprend toutes les fièvres typhoïdes, tant hommes que femmes, qui ont été en traitement à l'Hôtel-Dieu pendant ces dix-sept dernières années, c'est-à-dire de 1872 à 1888 :

Morbidité et mortalité par fièvre typhoïde à l'Hôtel-Dieu de Lyon.

Année.	Morbidité.	Mortalité.	Pourcentage.
1872.	185	33	17,8 %
1873.	123	36	29,2 »
1874.	402	53	13,1 »
1875.	160	20	12,4 »
1876.	138	22	15,9 »
1877.	344	43	12,5 »
1878.	162	32	19,7 »
1879.	122	25	20,4 »
1880.	197	40	20,3 »
1881.	375	52	13,8 »
1882.	155	23	14,8 »
1883.	129	15	11,6 »
1884.	165	22	13,3 »
1885.	170	18	10,5 »
1886.	246	33	13,4 »
1887.	171	18	10,5 »
1888.	136	19	13,9 »
	3,380	504	14,9 %

Il est certain que ces chiffres ne portent que sur une partie relativement restreinte de la population, mais leur valeur n'en est pas moins réelle. Il faut supposer, en effet, que le personnel hospitalisé est réparti sur un nombre des habitants qui ne varie guère. Nous opérons donc sur un dixième ou un vingtième de la population totale, dans les mêmes conditions que si nous ne nous occupions que d'un arrondissement de la ville, que d'un petit quartier ; avec cette différence, toutefois, que nos typhiques, venant de toutes les parties de la ville, ont subi les influences étiologiques diverses et les oscillations épidémiques d'ensemble.

Ceci étant dit, nous avons eu dans l'Hôtel-Dieu, de 1872 à 1888, 3,380 typhiques ayant occasionné 504 décès. Ce qui nous fait une mortalité moyenne de 14,9 décès pour 100 malades, moyenne inférieure à celle de l'Hôpital militaire, mais inférieure de 1/2 pour 100 seulement. Il faut dire, il est vrai, que bien des malades n'arrivent à l'hôpital qu'après le huitième ou le quinzième jour d'invasion de la dothiénentérie et sont dans un état qui n'inspire guère d'espoir au médecin. Ce sont des cas qui gâtent les statistiques.

Un fait qui, dès le début de notre travail statistique dans le civil, a attiré vivement notre attention, c'est la persistance de la morbidité typhoïde sans diminution, comme cela s'est présenté très manifestement, dans ces dernières années, chez nos soldats. Et cependant, il faut le dire, la ville ne néglige rien pour assurer l'hygiène publique ; mais ici on a à lutter contre des obstacles qu'on ne peut que difficilement surmonter, et l'hygiène privée a beaucóup à faire.

C'est précisémènt cette impuissance où l'on est, d'employer des mesures sérieuses d'hygiène dans la population civile, qui fait que l'on ne pourra jamais faire disparaître les épidémies de fièvre typhoïde dans l'armée.

Les troupes de la garnison, formant un ensemble d'environ 12,000 hommes, sont pour ainsi dire perdues dans la masse de l'agglomération urbaine ; la réceptivité de la classe militaire à la fièvre typhoïde est entretenue en permanence par l'arrivée incessante de jeunes gens qui n'ont le bénéfice ni d'une atteinte antérieure, ni de l'assuétude au baccille typhogène. A Lyon, comme dans les grands centres de population, la fièvre typhoïde est endémique, et, lors des épidémies de garnison, l'intensité des atteintes qui frappent simultanément la population ne sont pas d'égale gravité ; il y a toujours une prédominance chez le soldat. Dans la majorité des cas, l'épidémie urbaine, pas plus que l'épidémie de garnison, n'est localisée à tel ou tel quartier, à telle ou telle caserne, mais il y a simplement la prédominance relative de l'affection dans un quartier, dans une caserne. C'est précisément ce qui se passe pour la Part-Dieu et les Brotteaux.

On ne saurait trop insister sur l'importance spéciale des faits où l'épidémie est restreinte d'une manière plus ou moins exclusive à tel ou tel bâtiment militaire ; c'est qu'alors les chances d'arriver à la circonscription, à la détermination du point de départ de la maladie sont plus considérables. On peut, dans ces cas, se trouver en présence : soit de la production d'un foyer infectieux, soit de l'importation dans la caserne d'un contage qui y est resté confiné.

Nous venons de dire que le nombre des soldats atteints par la fièvre typhoïde est toujours relativement plus élevé que celui des habitants de la ville et partant de ce fait, M. Brouardel a cru pouvoir établir que, au point de vue de l'appréciation de la salubrité, ces fièvres typhoïdes donnent des moyens de comparaison exceptionnels. Les jeunes gens pris par le service militaire ont tous à peu près le même âge, celui auquel on est le plus souvent atteint par la fièvre typhoïde, ils sont dans les mêmes conditions de non-acclimatement dans leurs nouveaux domiciles ; ils sont donc également sensibles à la fièvre typhoïde, on peut les considérer comme fournissant un réactif précieux de la salubrité des villes.

Souvent les habitants des villes, témoins de la violence avec laquelle la fièvre typhoïde frappe les casernes, ont accusé les troupes de leur donner des épidémies de fièvre typhoïde. La question est depuis longtemps jugée par les hygiénistes, et les médecins militaires ont répondu, avec raison, en incriminant la salubrité des villes. Ils disent, avec M. J. Arnould : « L'existence dans une ville de cas sporadiques de fièvre typhoïde, surtout de ceux qui se présentent par petits groupes, prouve l'infection des milieux, l'imminence des épidémies, et par conséquent l'insuffisance de l'assainissement urbain. » Et l'on peut ajouter, avéc M. Brouardel : « Si dans une ville où il existe une endémie de fièvre typhoïde, où l'acclimatement au fléau s'est fait peu à peu pour le plus grand nombre des habitants, on importe tout à coup un groupe de jeunes gens n'ayant pas subi lés mêmes influences morbides, on créera dans ce groupe une véritable épidémie et il semblera que ce sont les victimes qui ont été les importateurs de la maladie. » Ce n'est pas à dire pour cela que, dans certaines circonstances, la caserne d'une ville ne puisse pas présenter des conditions propres d'insalubrité; mais la loi presque absolue, c'est que le taux de la mortalité dans l'armée par fièvre typhoïde permet de juger de la salubrité d'une ville. Les villes malsaines déciment notre armée et celle-ci à son tour dissémine la fièvre thyphoïde dans tout le pays.

Ici se pose la question : Pourquoi si fréquemment la population civile est ainsi relativement ménagée ? Pourquoi les causes d'insalubrité générale d'une ville s'appesantissent-elles spécialement sur l'armée ? — L'influence spéciale sur le soldat des causes typhoïgènes communes, le rôle de l'alimentation et des fatigues, la réceptivité singulière du soldat, son âge, la non-accoutumance aux milieux typhoïgènes doivent nous en donner l'explication. Nous reviendrons là-dessus au chapitre de l'étiologie.

En somme, les prédispositions des soldats, par le fait surtout de leur sélection et de leur arrivée récente dans les villes, sont bien plus considérables que celles de la population civile, dont l'immunité, à un moment donné, ne peut être une garantie pour l'état sanitaire de la garnison. Mais on renverse trop souvent et trop facilement les rôles joués en certaines circonstances par les armées dans la création et la dissémination des épidémies.

CHAPITRE III

Configuration du sous sol lyonnais. — Nappes d'eau souterraines. — Nappe coulante. — Nappe stagnante.

Dans l'étude que nous allons faire sur l'étiologie de la dothiénentérie dans la garnison de Lyon, nous aurons à parler souvent de la nappe d'eau souterraine, de ses rapports avec les puits de quelques casernes et d'une partie de la ville, de ses variations coïncidant avec les crues du Rhône; aussi, avons-nous pensé qu'il serait intéressant de connaître son mode de distribution, sa configuration spéciale et les principales conditions qui commandent à ses variations.

C'est à notre maître, M. le professeur agrégé Vinay, et aussi au travail dressé par MM. Renaut et J. Teissier à la Société nationale de médecine de Lyon, que nous avons emprunté intégralement ces renseignements.

Les plateaux de la Croix-Rousse, de Fourvière, la rive droite de la Saône ont une constitution granitique. Il n'en est plus de même de la presqu'île et de toute la rive gauche du Rhône (quartier de Perrache et des Brotteaux), où la surface du sol est constituée uniquement par un terrain d'alluvion composé de sable et de gravier, terrain particulièrement poreux et qui se laisse infiltrer par les eaux de nos rivières. Cette infiltration est considérable et se fait avec une vitesse des plus remarquables, tellement rapide quelquefois, que le sol n'a pas le temps d'exercer sur cette couche filtrante son action dépuratrice et que les puits de la rive gauche sont très facilement troublés lorsque survient une brusque crue du Rhône. Quoi qu'il en soit, en temps ordinaire, on peut admettre que l'équilibre s'établit en moins de quatre heures entre cette nappe d'eau souterraine et le niveau du Rhône, et du Rhône exclusivement; car c'est lui seul qui commande les variations de la nappe aquifère du sous-sol. La Saône, en effet, coule sur un lit de granit, et ses eaux ne peuvent filtrer sur ses bords, si bien que, même sur la rive droite, des ingénieurs forant des puits ont pu rencontrer l'eau du Rhône infiltrée avec son gravier spécial.

A côté de cette nappe souterraine, qui s'étend dans toute la presqu'île lyonnaise et sur toute la rive gauche du Rhône à une grande distance, nappe d'eau à laquelle on peut donner le nom de *nappe coulante*, existe une autre zone aquifère fixe, située à quelques mètres du sous-sol et s'étendant du Grand-Camp à Villeurbanne jusqu'au pied des collines de Bron. Cette zone, à laquelle on pourrait, par opposition, donner le nom de *nappe fixe* ou stagnante, ne subit guère que des oscillations dans le sens de la hauteur.

A ce niveau, elle peut constituer ce milieu d'humi-
dité moyenne dont parle Pettenkofer, milieu propices
au développement des germes pathogènes typhoïdes,
et si cette zone vient à être souillée, elle peut devenir
un instrument puissant de propagation épidémique.

CHAPITRE IV

Données étiologiques sur la fièvre typhoïde à Lyon.

A Lyon et dans toutes les régions où la fièvre
typhoïde est endémique, la maladie subit, dans la
période œstivo-automnale, une exacerbation considérable et constante. Nos statistiques, soit civiles,
soit militaires, sont absolument affirmatives à ce
sujet. De ce fait, il faut admettre avec M. Mayet
l'action de la chaleur sur la multiplication des prin-
cipes typhoïgènes. La morbidité, en effet, oscille
assez uniformément comme la courbe thermique.
La chaleur atmosphérique nous paraît·agir de deux
manières : comme cause générale et à longue portée,
favorisant la multiplication et la dissémination du
contagium ; comme cause occasionnelle, à action plus
immédiate, amenant l'explosion de cas à incubation
plus ou moins prolongée. Mais nous pensons que si
la température joue un rôle dans la production ou la
diffusion des germes, ce rôle n'est que secondaire,

car on a observé maintes fois des épidémies hibernales. Les causes de propagation de la fièvre typhoïde sont d'un ordre autrement complexe, et si on laisse de côté l'étude de l'élément spécifique, dont la démonstration n'est plus à faire, maintenant que l'on a retrouvé le microbe d'Eberth-Gaffky dans les eaux des régions infectées et dans l'intestin des malades, nous aurons à étudier un ensemble de faits et de circonstances variés qui règlent, à la fois, le degré d'activité du poison et son mode de propagation.

Les conditions pathogéniques que nous allons examiner sont les suivantes :

1° Influence de l'eau potable, de la constitution du sol et des variations de la nappe d'eau souterraine sur le développement de la dothiénentérie à Lyon ;

2° Rôle de l'égout et des fosses d'aisances sur la dissémination de l'infection ;

3° Influences des dispositions individuelles sur l'éclosion de la maladie.

I. — *Rôle de l'eau potable.* — *Influence des variations de la nappe d'eau souterraine.* — L'adultération de l'eau potable est sans contredit une des conditions génératrices de premier ordre de la dothiénentérie, c'est un fait qui tend à s'établir chaque jour d'une façon plus positive, et la liste est longue aujourd'hui de ces épidémies restreintes, développées le long d'un cours d'eau ou limitées à un groupe de maisons ou d'habitants faisant usage de la même eau potable.

Des recherches ont même prouvé que dans de telles eaux on retrouve facilement le microbe pathogène.

Or, à Lyon, ce fait est vrai plus que partout ailleurs; seulement, cette adultération des sources est étroitement liée à un autre phénomène : les variations de la nappe d'eau souterraine auxquelles elle est presque mathématiquement subordonnée.

C'est ce qui ressort, du reste, des études de M. Teissier, particulièrement dirigées dans ce sens. Mais auparavant, nous croyons opportun d'exposer ici la théorie du professeur Pettenkofer, afin qu'ultérieurement on voit bien qu'elle n'est pas applicable ici. Pour le savant hygiéniste de Munich, les oscillations continuelles de la nappe aquifère souterraine masquent ou démasquent une certaine portion de terrain. Quand elle est basse, la colonne d'exhalaisons telluriques se trouve naturellement augmentée et la diffusion des miasmes à travers l'atmosphère en devient conséquemment plus active. Cette théorie est confirmée par des faits et infirmée par d'autres. Elle ne contient qu'une partie de la vérité au sujet de l'étiologie de la fièvre typhoïde, mais cette partie de la vérité est incontestable. Un abaissement de la nappe souterraine, c'est la diminution d'une rivière ou d'une source, c'est l'accumulation, sous un plus petit volume, des germes nocifs qu'elle peut contenir. D'autre part, dans un terrain perméable, c'est l'attraction des microbes vers les parties déclives, c'est-à-dire vers les origines de la collection des eaux. Le contraire a lieu naturellement quand la nappe s'élève : la quantité de l'eau dans les sources ou les rivières est augmentée et, pour un même poids, sa violence est détruite ou affaiblie. Les organismes pathogènes,

au lieu d'être attirés vers ces sources, sont alors pro-
jetés loin d'elles par l'ascension de l'eau souterraine.
On a fait remarquer aussi, comme c'était naturel, que
les gens boivent davantage en été, et comme les soldats n'ont, pour le plus grand nombre, que de l'eau à
boire, il est clair que c'est en été qu'ils ingèrent la
plus grande masse de microbes typhogènes, s'il y en
a dans l'eau de boisson.

Les résultats fournis par l'étude des graphiques de
M. J. Teissier sur les oscillations du niveau du
Rhône sont absolument en contradiction avec la loi
de Pettenkofer. Comme il est facile de s'en assurer,
les maxima endémiques annuels et la grande épidémie de 1881 coïncident avec une élévation plus ou
moins considérable du niveau dans le lit du fleuve et
par conséquent dans celui de la nappe d'eau souterraine. On sait pertinemment à Lyon que certaines épidémies de dothiénentérie ont pris naissance à la suite
de fortes et rapides crues du Rhône qui avaient
souillé les puits des Brotteaux, pour cette raison,
sans doute, que la vitesse de filtration de l'eau était
trop grande, celle-ci n'avait pas eu le temps de
s'épurer à travers le sous-sol avant de pénétrer dans
les puits.

Le professeur Rollet a heureusement, rappelé dans
son mémoire sur les filtres naturels, la coïncidence
des épidémies de 1841, 1842, 1856, avec les grandes
crues du Rhône. Ne serait-on donc pas autorisé à
admettre, en face de ces grandes oscillations répétées,
qui ont précédé la grande épidémie de 1881, qu'à la
suite de ces brusques variations dans le niveau de la

couche d'eau souterraine une eau insuffisamment épurée avait été fournie par les puits et que, comme en 1841, 1842 et 1856, l'épidémie a été influencée par l'adultération de l'eau potable, soit dans le quartier des Brotteaux, surtout autour de la Part-Dieu, soit dans celui des Halles?

Il ne faudrait pas croire, cependant, que l'eau de puits à Lyon soit seule susceptible de propager le poison typhique. Les eaux du Rhône que la Compagnie livre à la consommation ne sauraient être absolument innocentes. Il y a de plus des inconvénients graves à ce que les embranchements circulent sur les trottoirs de l'égout, assez près du radier, pour être submergés pendant les jours d'orage et à être directement infectés au cas où une fissure viendrait à se produire. Tout le monde sait aussi qu'au moment des fortes chaleurs, au moment où l'Administration ordonne des lavages à grande eau dans les égouts, l'eau filtrée n'est pas assez abondante et la Compagnie, obligée de fournir un supplément souvent considérable, le prend directement dans le Rhône. Cette eau non filtrée se mêle dans les grands bassins avec l'eau pure provenant des galeries filtrantes. Il en résulte que la température des eaux est plus élevée et que la qualité est altérée. Il arrive quelquefois, en effet, et tout le monde a pu s'en rendre compte, que l'eau de la Compagnie présente une teinte flavescente.

L'infection certaine des eaux fait donc de celleci une source de contamination redoutable. Les eaux des puits seront donc particulièrement incriminées, puisqu'elles sont infailliblement souillées à chaque crue du Rhône. Aussi, ce sont les habitants des Brotteaux et de Perrache, les militaires de la Part-Dieu, du fort Lamothe, qui sont les plus atteints par le poison typhique. Or, 1° ces individus boivent le plus d'eau de puits ; 2° les puits de ces quartiers plongent dans la nappe d'eau souterraine ; 3° ces puits sont très rapprochés des fosses d'aisance en mauvais état, ou des puits perdus qui en tiennent souvent lieu dans de trop nombreux immeubles des Brotteaux ; 4° enfin, chaque recrudescence dans la dissémination de la maladie coïncide avec une élévation brusque dans le niveau de la nappe d'eau souterraine.

La conclusion est facile à tirer : les élévations brusques de la nappe d'eau souterraine drainent dans un sol d'alluvion très perméable les matières putrides qui se trouvent à proximité des puits et des sources qu'elles souillent ; et si, à ce moment-là, les conditions météorologiques nécessaires à la pullulation des germes typhiques se trouvent réalisées, la fièvre thyphoïde éclatera chez tous ceux qui viennent puiser l'eau à ces fontaines, pour peu que leur organisme se trouve en état de réceptivité morbide.

Cette influence de l'adultération des eaux de puits par les fortes crues du Rhône a, nous l'avons déjà dit, été signalée par M. le professeur Rollet, et les études ultérieures de M. le professeur J. Teissier, n'ont fait que corroborer cette manière de voir. C'est aussi l'opinion de tous les médecins militaires, qui la rééditent sans cesse dans leurs rapports. Il a été reconnu en effet que, soit dans les différentes poussées épidémiques, soit dans les différentes recrudescences de l'endémie normale, chaque fois que la dothiénentérie fait son apparition en plus grand nombre, c'est toujours l'eau potable adultérée qui est incriminée comme génératrice plus apparente, et cette adultération succède à une brusque élévation du niveau du Rhône, et à sa suite, de la nappe aquifère infiltrée sur la rive gauche et au niveau de la presqu'île lyonnaise.

Cette notion générale, que nous venons d'exposer, nous amène directement à examiner l'influence des variations de la nappe d'eau souterraine considérée dans ses rapports avec le développement de la fièvre typhoïde ; cette étude est d'un grand intérêt, vu le rôle considérable que le célèbre hygiéniste de Munich, le professeur Pettenkofer et son école lui ont fait jouer.

Dans l'esprit du savant Bavarois, le sol exerce une action nécessaire sur le développement du poison typhique ; pour que celui-ci puisse le transmettre à un individu sain et fructifier dans son organisme, il faut qu'il ait subi une action modificatrice de la part du sol ; la réunion de ces deux éléments, germe et sol, constitue ce qui devient l'agent pathogène véritablement actif. Cette façon de voir est admise par tous les représentants de l'école de Munich : Nœgeli, Wernich, Soïka. Or, on comprend aisément que dans de telles conditions, plus la nappe d'eau souterraine sera basse, plus sera étendue aussi la zone tellurique qui pourra régénérer le poison typhique et en augmenter la puissance ; c'est précisément ce qui s'observe à Munich, où depuis de longues années la loi de Pettenkofer et Buhl a constamment reçu sa confirmation. Mais l'observation a prouvé que la loi de Pettenkofer n'est pas constante ; vraie pour Munich, Palerme, Heidelberg, Liverpool, Berlin, elle a été trouvée en défaut à Bâle, à Winterthur. Il en est de même à Lyon, ainsi que le prouvent les graphiques d'ensemble de M. J. Teissier sur les oscillations du Rhône dans ses rapports avec la morbidité typhoïde.

Non seulement les poussées épidémiques répondent à des élévations brusques, et le plus souvent en séries successives, de la nappe d'eau souterraine, mais les exacerbations de chaque poussée représentent une surélévation de la nappe d'eau, et cela d'une façon à peu près constante. Dans la période de dix-sept années que nous étudions il ne s'est présenté que deux circonstances dans lesquelles le début de l'épidémie estivale ait paru coïncider avec un abaissement de la nappe d'eau souterraine : c'est lors de la terrible épidémie de 1874 et en 1883 ; et encore en 1883 la poussée typhoïdique se montra surtout dans les quartiers qui ne subissent pas l'influence de la nappe d'eau souterraine : je veux dire la rive droite de la Saône et le plateau de la Croix-Rousse. Lorsque le Rhône se mit à croître et à inonder le sous-sol, l'épidémie eut une recrudescence dans les quartiers de Perrache et des Brotteaux, alors qu'elle s'éteignait dans le reste de la ville. En définitive, ce fait, loin de contredire la loi établie par M. Teissier devient une preuve de plus à son appui.

A côté de cette considération primordiale, l'élévation brusque du niveau de la nappe aquifère du sous-sol, à la suite des crues rapides du Rhône, il est bon de tenir compte, comme favorisant l'expansion des germes dans le sous-sol de ces autres conditions accessoires : la quantité de pluie tombée, l'élévation de température dont nous avons déjà parlé et l'abaissement de la pression barométrique. Ces éléments favorisent la pullulation des germes ; les grandes variations de la nappe d'eau souterraine en règlent la dissémination.

II. — *Rôle de l'égout et des fosses d'aisance.* — Ici, nous n'avons rien à prouver car nous nous trouvons en présence d'une vérité acquise ; les travaux célèbres de Budd, Murchison, Jaccoud, Guéneau de Mussy.., ont depuis longtemps fait la lumière sur ce point et les exemples abondent, dans la littérature médicale qui, prouvent cette influence nocive de l'égout et des amas d'immondices..

Lyon n'échappe pas à la loi commune et si en géral l'influence propagatrice de l'égout et des fosses remplies de matières putrides est le plus souvent secondaire, elle n'en est pas moins, dans certains cas, des plus manifeste. Nous en avons la preuve dans l'épidémie qui éclata à la caserne de la Part-Dieu, en 1883, chez des hommes du 9ᵉ cuirassiers, surmenés par les grandes manœuvres et logés dans l'aile sud de la caserne. Pendant toute la durée de l'épidémie, la maladie resta limitée aux soldats habitant l'aile sud de la caserne et le corps de logis de l'angle sud-est occupé par le 14ᵉ escadron de train des équipages. Or, ces

soldats recevaient directement les effluves émanés
des ruisseaux mal lavés qui traversent la cour de la
-Part-Dieu et contiennent les déjections des chevaux,
putréfiées au gros soleil d'été, ou encore les exhalaisons de l'égout qui traverse cette cour du nord au sud
et que les vents du nord et nord-est, qui ont régné
constamment pendant toute la durée du mois d'août
et la première quinzaine de septembre, n'avaient cessé
de leur apporter régulièrement. Nous pouvons citer
aussi l'épidémie urbaine de 1881, dont le principal
foyer développé au niveau du Lycée a eu pour point
de départ le mauvais état des fosses de cet établisse-
ment, et cela, de l'assentiment de toutes les autori-
tés compétentes; celle de 1882, dont la distribution,
dans le cinquième arrondissement, a suivi méthodi-
quement les différents branchements d'égouts se jetant
dans le collecteur du quai de l'Archevêché et plus particulièrement au point d'abouchement de l'égout de
l'Antiquaille, dont les émanations délétères avaient
été plusieurs fois signalées avant l'éclosion de l'épidémie.

III. — *Influence des dispositions individuelles sur
l'éclosion de la maladie.* — Il ne nous reste plus maintenant qu'à envisager l'ensemble des conditions individuelles qui peuvent favoriser le développement du
typhus abdominal; car il est un certain nombre de
casernes qui échappent à l'influence des variations du
niveau du Rhône et aux émanations des grands égouts
et qui présentent des cas de dothiénentérie. Telle est
la petite épidémie qui s'est déclarée au mois de juil-

let dernier au 121ᵉ de ligne, caserné au fort Saint-Irénée, et a, dans l'espace de quinze jours, occasionné l'entrée à l'hôpital des Colinettes d'une vingtaine de fièvres typhoïdes ou fièvres continues. Il faut supposer que ces soldats se trouvaient dans des conditions de réception particulière qui ont ouvert la brèche par où l'ennemi a pris possession de la place.

A vrai dire, ces conditions tiennent peu au côté militaire même de l'existence du soldat, c'est-à-dire aux exercices, aux fatigues d'un apprentissage souvent pénible. Elles résultent d'un concours de prédispositions observées dans d'autres classes de la société et obligent l'hygiéniste de tenir compte de la sélection imposée aux diverses corporations unies par un labeur commun.

Nous allons passer rapidement en revue cet ensemble de prédispositions déjà savamment étudiées par M. le médecin inspecteur Colin.

I. — *Age.* — La plus importante est la condition d'âge. Rien n'est mieux prouvé que l'affinité de la fièvre typhoïde pour la période de vie qui englobe l'âge du soldat, de 18 à 25 ans.

II. — *Non-accoutumance au séjour des villes.* — Nous avons déjà signalé la réceptivité spéciale des jeunes soldats venant en garnison dans les villes où la dothiénentérie est à l'état endémique. Il est donc facile de comprendre, par ce fait, que l'armée présente plus de chances d'atteinte par fièvre typhoïde que l'ensemble de la population de Lyon, et de s'expliquer les recrudescences de la maladie dans les régiments, lors de l'arrivée des jeunes soldats ou immédiatement après les mouvements de troupes qui renouvellent la garnison, si toutefois ces régiments n'ont pas subi d'atteintes dans les régions qu'ils occupaient avant leur déplacement.

III. — *Agglomération d'hommes également prédisposés.* — Un troisième motif de la prédisposition des soldats, c'est l'analogie des individus soumis aux influences de l'agglomération militaire.

Une condition pathogénique plus spécialement reprochée à l'armée, au point de vue de la fièvre typhoïde, c'est l'encombrement.

C'est dans les atteintes de l'armée qu'on a certainement trouvé les preuves les plus nombreuses de cette influence typhoïgène; et à Lyon, ce fait se présente pour la vaste caserne de la Part-Dieu, qui abrite environ 4,000 hommes, et la caserne du fort Lamothe, qui en contient 2,000 à 2,500. Mais les agglomérations de soldats, indépendamment des dimensions et des conditions de salubrité des locaux, diffèrent en elles-mêmes, par le fait de leur sélection, de toute autre agglomération.

Quand des individus de même âge arrivent simultanément dans une localité nouvelle pour eux, avec un état moral identique, et que, par leur régime, leurs exercices, leurs fatigues, ils sont réunis en nombre plus ou moins considérable, chacun concourt également, en fournissant un milieu pathogénique spécial, à favoriser l'éclosion épidémique.

Ce fait de la réunion de sujets identiques paraît jouer, dans la majorité des épidémies de casernes, un rôle aussi considérable que l'encombrement proprement dit. Et cette analogie de réceptivité s'est manifestée, d'une manière frappante, lors de l'épidémie de 1874, où les élèves du Lycée et les soldats furent parallèlement atteints. Cette simultanéité a été signalée dans les rapports des médecins militaires de la garnison, notamment dans ceux de MM. Marmy, médecin chef de la Charité, Dussourt et Alix, et par M. le professeur Rollet.

Alors que, dans les garnisons, il est rare qu'il n'y ait pas chaque année une poussée épidémique, l'endémie urbaine ne se manifeste ordinairement que par une légère recrudescence de cas disséminés. L'armée, d'ailleurs, différera toujours des groupes de la population auxquels on a voulu la comparer, par la mobilité incessante qui fait passer les régiments de garnison en garnison, renouvelant à chaque mutation les périls du manque d'assuétude à un nouveau milieu.

Il nous reste à parler de la contagion mise en question par de nombreux observateurs. Question souvent difficile à résoudre en bien des cas, dans lesquels on peut invoquer, soit en faveur de la spontanéité, soit en faveur de la transmissibilité, les circonstances dans lesquelles s'est produite la maladie. Il nous semble bien cependant qu'il faille en reconnaître la possibilité, car les 91 cas que nous avons observés chez les infirmiers militaires de la Charité portaient généralement sur ceux attachés aux salles affectées aux fièvres typhoïdes.

Telles sont les principales conditions individuelles dont l'influence morbigène puisse être invoquée ; il va sans dire qu'elles ne sont point spéciales aux casernements, où le rôle pathogénique de l'infection par l'égout ou l'eau potable ne se manifeste pas ; et, dans ces dernières conditions, elles ne peuvent qu'augmenter singulièrement les chances de l'infection.

CHAPITRE V

Prophylaxie de la fièvre typhoïde dans la garnison. — Moyens employés ou à employer.

De l'étiologie, découlent les enseignements prophylactiques. Or, à Lyon, nous l'avons étudié longuement, trois facteurs entrent en cause :

1° Les prédispositions individuelles ;

2° L'influence des fosses d'aisance et de l'égout ;

3° L'eau de boisson (nappe d'eau souterraine).

I. — *Prophylaxie appliquée au soldat.* — Elle comprend les moyens qui s'adressent directement à l'homme pour diminuer sa réceptivité morbide et le soustraire aux influences pathogéniques.

Améliorer en temps d'épidémie l'alimentation des hommes, c'est augmenter la somme de résistance.

Appeler les jeunes soldats à la fin de la période de recrudescence annuelle de la maladie, c'est-à-dire au mois de novembre, c'est leur donner les chances les plus complètes d'acclimatation au séjour des villes et d'initiation au métier des armes avant la recrudescence de l'année suivante.

Modérer les fatigues imposées aux recrues, échelonner leurs travaux d'instruction de façon à les former graduellement à la profession militaire, c'est diminuer à leur profit les brusques transitions de cette période critique d'accoutumance dont nous avons rappelé les dangers. Mais de tous les moyens prophylactiques applicables à l'homme, et il en est un important entre tous, c'est l'évacuation du foyer épidémique.

Il est d'observation que les troupes soustraites au foyer typhoïgène voient en général s'épuiser rapidement l'épidémie. Aussi l'évacuation des casernes atteintes est devenue une pratique usuelle. Et presque toujours on a pu constater l'innocuité à peu près absolue et les heureux résultats de cette mesure. Ainsi, lors des épidémies qui ont éclaté si fréquemment à la Part-Dieu, on a évacué au moins partiellement cette caserne soit sur le camp de la Valbonne, soit plus rarement sur le camp de Sathonay ; et cette mesure a suffi ordinairement pour enrayer très rapidement le fléau.

Quelquefois, cependant, on a vu l'épidémie être importée aussi au camp de la Valbonne et y renaître en foyer secondaire. C'est que le camp était encore mal aménagé ; les fosses étaient dans des conditions déplorables et les baraquements des hommes étaient confondus avec ceux des chevaux, conditions propices à la reviviscence des germes morbides dont les hommes étaient imprégnés. Depuis, on a remédié à ces graves inconvénients, et les résultats de l'évacuation n'ont rien laissé à désirer.

Ces résultats n'ont d'ailleurs rien de surprenant, car les conditions d'aération, de ventilation imposées aux soldats par le fait de la mise en route du régiment, la dissémination aux gîtes d'étapes, où pendant la nuit surtout, ils sont soustraits aux influences de la vie en commun, agissent doublement en pareilles circonstances. Aussi, chaque fois que s'y prêteront les conditions de lieu ou de saison, au lieu d'évacuer d'un quartier sur un quartier, devra-t-on préférer l'installation sous la tente. Ainsi se trouvent réalisées toutes les conditions d'aération et de ventilation désirables.

II. — *Prophylaxie appliquée aux fosses d'aisance et à l'égout.* — Dans nos grandes casernes, où sont agglomérés un grand nombre d'hommes et d'animaux, ces deux facteurs, les fosses d'aisance et l'égout, ont de tout temps joué un rôle très important dans l'éclosion des épidémies. Ils méritent donc de fixer l'attention. Les latrines de la Part-Dieu ont été pendant longtemps dans des conditions excessivement mauvaises par l'emplacement qu'elles occupaient. Elles étaient situées à côté des cuisines et M. Paulet, en 1883, signalait encore ce déplorable rapprochement. Depuis, les fosses ont été isolées dans des bâtiments spéciaux et construites dans d'assez bonnes conditions. Mais le mauvais entretien, les lavages insuffisants, par manque d'eau, de ces latrines, ont rendu inutiles les clapets dont on les avait munies. Quant au système à fosses fixes, en lui-même, les inconvénients sont nombreux : les cheminées d'appel ne sont

qu'un palliatif. La seule façon rationnelle de détruire
cette source d'infection serait l'emploi des désinfec-
tants. Mais il faut que le poids du sulfate de fer employé représente le 1/100 de celui des matières fécales
dont on veut détruire les émanations. Pour toute la
Part-Dieu, il en faudrait 50 kilos par jour.

Les égouts semblent assez bien construits. Leur
plus grand défaut, c'est de ne pas recevoir une quantité d'eau suffisante. Si l'on obtenait la quantité
nécessaire, on pourrait les utiliser avantageusement
pour entraîner tous les produits provenant des latrines, du fumier et de la surface du sol, ce qui suppri-
merait dans le casernement tout liquide stagnant,
tout dépôt d'ordures, toute putréfaction nuisible. Ce
système de tout à l'égout a été employé avec succès,
surtout à l'étranger, mais une condition essentielle,
c'est que l'égout soit balayé par un courant d'eau
continu et abondant.

Il serait à désirer également que les rigoles placées
devant les écuries, et qui sont dans un état constant
de malpropreté, fussent balayées régulièrement et
lavées abondamment par l'eau ; mais l'eau manque,
nous l'avons dit cent fois, et puis la pente des rigoles
est insuffisante.

III. — *Prophylaxie appliquée à l'eau de boisson.*
— La plupart des casernes de Lyon reçoivent l'eau
de deux sources : l'eau de la Compagnie des eaux de
Lyon, qui offre des garanties suffisantes de salubrité
et l'eau des puits, qui, dans la presqu'île de Perrache
et sur la rive gauche du Rhône, plongent dans la

nappe souterraine. Or, dans ces quartiers, les fosses d'aisance ne sont pas étanches, ce sont le plus souvent des puits perdus qui sont balayés par les eaux lors des crues du Rhône, et la nappe d'eau souterraine tout entière est souillée.

L'eau de la Compagnié séjournant dans des réservoirs est mauvaise à boire, elle est chaude et le soldat préfère l'eau du puits limpide et fraîche. Telle a été, de tout temps la principale cause des grandes épidémies de dothiénentérie dans la garnison de Lyon. Et cependant, en 1883, on n'avait encore rien fait pour parer aux graves conséquences de l'infection par l'eau des puits. M. Paulet, consulté en septembre 1883, par le général gouverneur militaire de Lyon, pour connaître les causes de l'épidémie, signalait les mauvaises conditions des latrines, de l'égout, etc., etc., il n'était pas question de l'eau de boisson dans son rapport; c'est dire la minime importance qu'on lui assignait, il y a six ans à peine, dans la genèse des épidémies de fièvre typhoïde. Ce n'est qu'en 1884 qu'on a commencé a défendre l'eau des puits aux hommes, et c'est à partir de ce moment-là — nous l'avons signalé au chapitre de la morbidité — que la dothiénentérie s'est montrée avec moins de fréquence.

La défense n'était pas suffisante, beaucoup buvaient quand même aux puits : on mit des chaines. En été, les soldats se levèrent la nuit pour avoir de l'eau fraîche et brisèrent les chaines.

Ce n'est qu'en 1888, sur les ordres formels du général Davoust, commandant alors le 14e corps, qu'il fut procédé à la fermeture absolue des puits de la Part-Dieu.

Cet échelonnement de mesures successives, toutes se rapprochant peu à peu de la mesure unique mais ferme, qui devait une fois pour toutes faire disparaître la grande cause du mal, nous explique parfaitement cette diminution persistante de la morbidité par fièvre typhoïde.

L'année 1889 devait encore donner un précieux enseignement sur l'influence de l'eau des puits et les variations de la nappe d'eau souterraine dans l'éclosion des épidémies et convaincre les plus sceptiques. En mai 1889, le général baron Berge, afin de remédier à l'insuffisance des eaux, ordonne d'ouvrir les puits fermés seulement depuis un an. Naturellement, défense absolue aux hommes d'en boire et chaque puits porte un écriteau avec cette suscription : « *Eau non potable* », tandis que sur les bornes de la Compagnie on a mis : « *Eau potable* »; mais le soldat ne comprend pas ou plutôt ne veut pas comprendre, il boit quand même de l'eau des puits qui est fraîche et agréable. Sur ces entrefaites, la grande crue du Rhône arrive, le sous-sol de Perrache et des Brotteaux est innondé, les immondices de toutes sortes accumulées dans les fossés et les puits perdus sont entraînées, la nappe d'eau est infectée.

En moins de quinze jours, 200 malades sont envoyés en traitement à l'hôpital des Colinettes. Une épidémie de dysenterie vient d'éclater à la Part-Dieu. Au fort Lamothe, il y a quelques cas de fièvre typhoïde. Les puits ont été refermés et de ce fait l'épidémie était terminée.

Il faut donc porter une attention toute particulière à l'alimentation en eau. Il est facile de purifier l'eau d'une manière complète de tous les agents de contagion, et l'expérience a montré qu'une eau bien purifiée donne des résultats excellents dans les maladies infectieuses dont la propagation se fait par cette voie. Le cas le plus simple est celui où la filtration naturelle du sol peut être mise à profit, lorsqu'on a à sa disposition de l'eau circulant sous terre et jaillissant sous forme de sources, ou bien lorsqu'on peut atteindre la couche aquifère, qui n'est presque jamais à une bien grande profondeur. Mais nous avons vu quel danger il y avait à Lyon dans l'emploi de cette eau souillée, à chaque crue du Rhône, et incomplètement filtrée dans les terrains d'alluvion qui constituent une partie du sous-sol lyonnais.

Il faut donc recourir à l'eau de rivière ou à une eau quelconque provenant de la surface et que l'on filtrera artificiellement. Le filtre à sable est le seul qui offre des garanties suffisantes de sécurité. Il n'existe malheureusement pas encore de filtres transportables fournissant rapidement la quantité nécessaire d'eau potable, c'est-à-dire privée de germes.

L'eau filtrée par la Compagnie peut être utilisée directement, mais nous avons déjà vu que pendant les grosses chaleurs la quantité en est insuffisante, et qu'alors l'eau du Rhône est mélangée directement avec celle qui a passé par les galeries filtrantes. Dans le but d'écarter les dangers que pouvaient faire courir aux soldats de pareils procédés, on a fait installer, dans certains casernements, des filtres Chamberland.

Les résultats fournis n'ont pas été très satisfaisants et dans ces derniers temps, M. le Ministre de la guerre a chargé diverses commissions d'examiner s'il y avait lieu de propager l'installation de ces filtres dans toutes les garnisons qui n'ont pas d'eau potable à leur disposition. A Lyon, cette commission, présidée par M. le médecin principal Viry, a conclu que le filtre Chamberland, en supposant qu'il fût dans des conditions parfaites de construction, est seulement, pendant quatre jours, un obstacle au passage des microbes pathogènes et qu'au delà de ce temps il est à peu près sans action.

Pour les troupes en marche, où l'on ne peut installer le filtre à sable, il n'y a qu'à recourir à un dernier moyen : la purification de l'eau par l'ébullition. Mais ce dernier procédé a l'inconvénient de modifier sa composition chimique et de la rendre fade et désagréable à boire.

Enfin, lorsque malgré les mesures préventives, une épidémie de fièvre typhoïde éclate, outre les moyens généraux que nous avons indiqués, il faut en employer d'autres dirigés contre l'agent d'infection lui-même. Tant que les cas sont isolés, on peut les surveiller assez minutieusement, pour empêcher les agents d'infection qui en proviennent de causer de nouveaux dégâts ; mais plus le nombre des cas augmente, plus il devient difficile de soutenir la lutte. Il faut donc faire tous ses efforts pour étouffer le germe de l'épidémie dès le début.

Les premiers malades atteints doivent être isolés, et dans l'armée, l'isolement doit être d'autant plus rigoureux qu'il est plus facile à appliquer. Outre l'isolement, il faudra tout faire pour détruire les agents d'infection, tant primitifs que ceux produits par les malades.

Le mode de destruction le plus simple de l'agent infectieux consiste à brûler les objets contaminés. Les récents progrès de l'art de la désinfection, permettent de ne pas recourir à des moyens aussi radicaux, et fournissent des procédés suffisamment sûrs et faciles à appliquer, toutes les fois qu'il s'agit de purifier de grandes quantités d'objets suspects. Qu'il nous soit permis ici de rendre hommage à M. le médecin inspecteur Vallin, qui a vulgarisé dans nos hôpitaux militaires l'installation d'étuves à vapeur de désinfection.

Les murs et les plafonds des lieux infectés seront simplement traités par un badigeonnage au lait de chaux. En 1884, lors de l'épidémie du choléra, on avait employé ces procédés à la Part-Dieu, et les cas de fièvre typhoïde furent moins nombreux; il est vrai que des mesures préventives avaient été également prises du côté de l'eau.

Donc, la bonne hygiène du soldat, les casernements vastes et bien aérés, les fosses et l'égout propres, l'usage de l'eau de source ou filtrée, préviendront les épidémies de fièvre typhoïde; l'isolement, la désinfection des locaux, l'évacuation des foyers typhoïgènes, seront les moyens sûrs pour les arrêter.

CHAPITRE VI

CONCLUSIONS

1° La fièvre typhoïde, endémique à Lyon, frappe chaque année nos soldats avec une remarquable inten·sité. L'armée est toujours plus éprouvée que la population civile.

2° La morbidité militaire par fièvre typhoïde est de 20 hommes sur 1,000 présents, c'est-à-dire du cinquantième de l'effectif.

3° La mortalité militaire par fièvre typhoïde est de 15,4 °/₀.

4° La mortalité civile est de 14,9 °/₀.

5° La morbidité du soldat par dothiénentérie va sans cesse décroissante depuis près de dix années. Elle est stationnaire dans le civil.

6° Conformément aux observations de M. le professeur J. Arnould, de Lille, nous avons noté la bénignité des grandes épidémies et la gravité des cas isolés.

7° Ce sont les oscillations du Rhône coïncidant avec

les fortes chaleurs qui favorisent directement l'éclo-sion des épidémies de dothiénentérie à Lyon.

8° Ces oscillations ayant une action directe sur l'eau de boisson, c'est sur cette eau de boisson que devront porter les mesures prophylactiques.

9 782019 198008